Te $\frac{41}{6}$

OBSERVATION

DE LA LIGATURE

DE L'ARTÈRE ILIAQUE EXTERNE.

OBSERVATION

DE LA LIGATURE

DE

L'ARTÈRE ILIAQUE EXTERNE,

PRATIQUÉE

A l'Hôpital d'Abou-Zabel (**ÉGYPTE**),
Le 7 Juillet 1828,

Par CLOT,

DOCTEUR EN MÉDECINE ET EN CHIRURGIE, INSPECTEUR DU SERVICE
DE SANTÉ DES ARMÉES DE S. A. LE VICE-ROI, MEMBRE DU CONSEIL
GÉNÉRAL DE SANTÉ, DIRECTEUR DE L'ÉCOLE DE MÉDECINE.

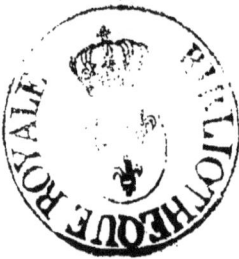

MARSEILLE,

TYPOGRAPHIE DE FEISSAT AÎNÉ ET DEMONCHY,
RUE CANEBIÈRE, N° 19.

AOÛT 1830.

OBSERVATION

DE LA LIGATURE

DE L'ARTÈRE ILIAQUE EXTERNE.

Mohammed Salem, Arabe, soldat au 11ᵉ Régiment d'infanterie, âgé de 36 ans, doué d'une forte constitution, entra à l'hôpital militaire d'Abou-Zabel, le 1ᵉʳ juin 1828, pour y être traité d'une affection vénérienne. L'exploration des organes génitaux nous fit découvrir une tumeur qui occupait la partie supérieure et interne de la cuisse gauche : elle était à base large et du volume d'une grosse orange ; elle offrait au toucher des battemens isochrones à ceux du pouls et un bruissement sensible à l'auscultation. Tout le membre correspondant était plus volumineux ; mais le gonflement était plus considérable à la cuisse, dont la circonférence, mesurée au-dessous de la tumeur, avait deux pouces et demi de plus que le même point du membre opposé : à la partie externe et à deux pouces de la tumeur, existait une cicatrice ronde et déprimée de six lignes de diamètre.

Le malade, interrogé sur l'époque de l'apparition de la tumeur et sur ses causes, raconte qu'il y a environ dix ans que, veillant la nuit dans un champ à la garde de ses fruits, il fut assailli par des voleurs, et reçut un coup de lance à la cuisse, à l'endroit de la cicatrice indiqué plus haut. Cette blessure donna lieu à une hémorragie abondante, à laquelle succéda une syncope. Le blessé resta sur le terrain pendant quatre heures sans connaissance et sans secours. Il fut transporté ensuite dans sa maison, où un chirurgien arabe fut appelé. Ce chirurgien employa quelques moyens pour arrêter l'hémorragie. Un gonflement considérable survint dans la région inguinale, la cuisse et la hanche ; pendant huit à neuf jours des hémorragies fréquentes eurent lieu et ne cessèrent que par l'effet de la syncope ; enfin, le gonflement devint inflammatoire et se termina par une suppuration sanguinolente qui dura près de trois mois, au bout desquels la plaie se cicatrisa. Il resta pourtant dans la région inguinale une tumeur constituant l'anévrisme. Le membre un peu grossi éprouva de la difficulté dans ses mouvemens, ce qui obligeait le malade à le transporter dans la flexion toutes les fois qu'il était obligé de se déplacer. Depuis lors la tumeur acquit insensiblement le volume que nous lui avons trouvé.

Il y a environ trois mois que Mohammed Salem fut pris pour le service militaire; mais l'impossibilité de résister aux fatigues de l'exercice, jointe à l'apparition d'une maladie vénérienne, déterminèrent son entrée à l'hôpital. Il fut d'abord placé dans la salle des vénériens et soumis à un traitement anti-siphilitique qui dura un mois, après lequel tous les symptômes avaient disparu.

Le 28, il fut envoyé dans la salle de clinique chirurgicale, où j'examinai le malade avec attention, et, après en avoir délibéré en consultation, il fut décidé que ce cas réclamait la ligature de l'artère iliaque externe. En conséquence, le malade fut soumis à un régime diététique, à l'usage d'une tisane rafraîchissante et des bains; le même jour il lui fut fait une saignée au bras pour diminuer la vélocité du pouls qui était fortement développé.

Le 2 juillet une seconde saignée fut nécessitée.

Le 6, diète, lavement purgatif.

Le 7, à 10 heures du matin, l'opération fut pratiquée en présence de MM. Bernard, Barthélemy Duvigneau, Gaëtani, professeurs de l'École, de MM. les docteurs Cherubini, Castagnoni, Hernandes, Breys, Marrouchi, de plusieurs Officiers de santé de l'armée et des Élèves.

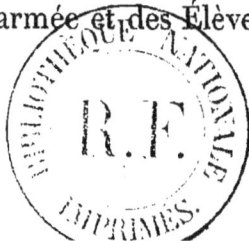

Le malade couché sur une table garnie d'un matelas, je me plaçai au côté gauche et fis alonger la cuisse malade, afin de tendre les parties que j'avais à diviser ; je commençai l'incision au milieu de l'arcade crurale et la prolongeai jusqu'à un pouce au-dessus de l'épine antérieure et supérieure. Le premier coup de bistouri divisa la peau dans toute cette étendue. Le malade se contracta avec violence, ce qui m'obligea d'inciser avec la plus grande précaution, me servant de la sonde cannelée pour diviser les muscles grand oblique, petit oblique et transverse, afin d'arriver au péritoine sans l'ouvrir. Dès que cette membrane fut à découvert, les efforts du malade la poussèrent à l'ouverture, et elle se serait inévitablement rompue si mon premier aide, le docteur Gaëtani, qui se trouvait placé au côté opposé, ne l'eût refoulée avec les doigts. Je détachai facilement le péritoine, et l'artère fut mise à découvert : elle n'était unie à la veine et au nerf que par un tissu cellulaire lâche à travers lequel je passai l'aiguille mousse de Chopart, garnie d'un triple fil ciré retors que je serrai immédiatement par deux nœuds simples.

Les battemens de la tumeur cessèrent aussitôt, le sommet s'affaissa sensiblement et la plaie fut réunie au moyen de bandelettes agglutinatives. L'opération avait duré cinq minutes, et tout au plus une once de sang avait été répandue. Le malade fut replacé dans son lit, et le membre dans une situation légèrement élevée fut entouré de flanelles chaudes. Le pouls, qui quelques jours avant l'opération donnait 75 à 80 pulsations, descendit à 60 : six heures après il était monté à 70 et devenu fort ; la température du membre avait baissé de deux degrés au thermomètre de Réaumur, la sensibilité était émoussée, et un fourmillement incommode se fesait sentir dans tout le membre. *Diète sévère.*

Le 8 au matin : agitation pendant la nuit par l'effet des douleurs et des fourmillemens dans le membre ; sommeil de demi-heure, pouls dur et concentré, 80 pulsations par minute, langue sèche, un peu de ballonnement au bas-ventre. Le membre a la même température que celui du côté opposé, excepté aux orteils où elle est un peu moindre. *Saignée au bras, de douze onces ; limonade, fomentations émollientes, diète.*

Visite de midi : le pouls plus fort et plus développé, face animée, ballonnement du bas-ventre plus considérable. *Saignée de 8 onces ; pour le reste, comme dessus.*

Visite du soir : pouls moins fort donnant toujours 80 pulsations, ballonnement du bas-ventre un peu moins considérable. *Fomentations émollientes, limonade, diète.*

Le 9 au matin : la nuit a été assez calme,

sommeil de 5 heures; le pouls ne donne plus que 70 pulsations, mais il est dur et concentré; le météorisme du bas-ventre a augmenté; forte tension à la région épigastrique; fréquentes envies de vomir; les douleurs et les fourmillemens dans le membre sont presque nuls, sa température est naturelle. 60 *sangsues sur la région épigastrique, application d'un cataplasme émollient après leur chute, limonade, diète.*

Visite de midi : le sang a coulé abondamment sous le cataplasme qui a été changé deux fois. Le pouls est souple et ne donne que 65 pulsations. Les envies de vomir ont cessé; le météorisme a sensiblement diminué. Sommeil de 3 heures. *Limonade, diète.*

Visite du soir : sommeil de 2 heures; le calme continue. *Mêmes prescriptions.*

Le 10 au matin : nuit calme, sommeil de 7 heures; le pouls ne donne que 65 pulsations; le météorisme a entièrement disparu; le membre a la température naturelle; la langue est humectée; le désir des alimens se fait sentir. L'appareil est renouvelé; la plaie n'a que quelques lignes de largeur. *Limonade, diète.*

Visite du soir : la journée a été parfaitement tranquille; le malade demande des alimens. *Mêmes prescriptions.*

Le 11 au matin : la nuit a été moins calme

que la précédente; le pouls est dur, irrégulier et intermittent. Après les 11e et 12e pulsations, le fourmillement du membre se fait sentir. La chaleur est naturelle, excepté aux orteils où elle est faible. La langue est sèche. *Saignée au bras de* 8 *onces, limonade, diète.*

Visite du soir : la journée a été calme; le malade, qui n'avait pas été à la selle depuis le jour de l'opération, a eu deux évacuations alvines assez abondantes; le pouls est moins dur, peu régulier; le membre a la température naturelle, même aux orteils. *Mêmes prescriptions.*

Le 12 au matin : sommeil de presque toute la nuit; selles liquides; température du membre naturelle. La sensibilité, presque nulle depuis l'opération, a reparu.

La plaie a été pansée; le pus est de bonne qualité. Le malade désire des alimens. *Deux demi-lavemens émolliens, deux crémes.*

Visite du soir : même état que le matin.

Le 13, visite du matin : nuit calme, bien-être parfait, le pouls est bon, la langue humectée. Le malade demande vivement des alimens. *Soupe de purée au maigre.*

Visite du soir : même état.

Le 14, visite du matin : le pouls et la langue sont dans un état naturel. *Deux soupes de riz au maigre.*

Le 15 : même état que la veille. Pansement; la plaie marche vers la cicatrisation ; la tumeur s'affaisse, elle fait sentir à son côté externe un battement sourd. Le quart en aliment.

Le 17, même état que la veille. *Mêmes prescriptions.*

Le 18 : mouvement fébrile, langue sèche; la suppuration est légèrement séreuse. *Limonade, diète.*

Le 19 : la ligature est entièrement détachée et se trouve tout entière sur la surface de la plaie. Le pouls est régulier, la langue humectée. *Soupe.*

Le 20, même état. *Même prescription.*

Le 21, le malade désire vivement des alimens. *Le quart.*

Le 22, même état. *Même prescription.*

Le 23,   Id.   *Id.*

Le 24,   Id.   *Demi-portion.*

Le 25, il est permis au malade de se promener dans la salle; il ne s'appuie qu'avec difficulté sur le membre malade.

Les 26, 27 et 28 : même état; la tumeur ne diminue pas sensiblement; le membre a le même volume que celui du côté opposé, moins quelques lignes dans sa circonférence; la marche devient plus facile; il mange la portion entière.

Le 3 août : la plaie est complètement cicatrisée; seulement la région est ici un peu plus saillante

qu'au côté opposé, les viscères éprouvant moins
de résistance vers la cicatrice qui n'a pu être opé-
rée par la réunion immédiate.

RÉFLEXIONS.

Cette opération a présenté les particularités sui-
vantes :

Cet anévrisme est de ceux que l'on nomme faux
consécutifs; cela me paraît assez bien démontré par
la cause qui lui a donné lieu. Par cette raison, le
malade était exempt de cet état général qu'on a
nommé diathèse anévrismale. La situation de la
tumeur au-dessous de l'arcade et sa forme circons-
crite laissaient présumer que la dilatation ne s'é-
tendait pas jusqu'à l'iliaque. Son volume et ses pro-
grès lents indiquaient qu'il n'y avait pas dans les
parties environnantes des altérations de nature à
faire craindre que les vaisseaux collatéraux fussent
oblitérés ou désorganisés, ni à compromettre le
rétablissement de la circulation. J'ai considéré le
bruissement qui se faisait entendre comme un
obstacle au cours du sang causé par le rétrécisse-
ment qui existait dans la tumeur, et, par cette

raison, j'ai supposé que les vaisseaux collatéraux devaient être dilatés; ce qui est une des conditions les plus favorables au succès de l'opération.

Deux procédés opératoires s'étaient présentés à mon choix : celui de M. Abernethy et celui de M. Astley Cooper. Je me décidai pour le premier, comme ayant été adopté par presque tous les chirurgiens qui ont pratiqué la ligature de l'iliaque externe.

Durant le cours de l'opération, il ne s'est rien présenté de particulier, si ce n'est que le malade n'a pu observer une précaution importante, celle de ne pas se livrer à des efforts considérables, efforts qui ont failli entraîner la rupture du péritoine.

A l'exemple encore de la plupart des praticiens, j'ai voulu employer la ligature immédiate et un simple fil rond passé au moyen de l'aiguille de Chopart, que j'ai trouvée très-commode et très-propre à cette opération.

La température du membre n'a baissé que dans les premières heures qui ont suivi l'opération, excepté vers l'extrémité des orteils où elle a été long-temps plus basse que dans le reste de la partie. Un fourmillement incommode s'est fait sentir pendant les huit premiers jours : il est remarquable qu'il cessait après les évacuations sanguines, et qu'il s'ensuivait une chaleur régulière et de la moiteur dans le membre ; circonstance qui me porte à croire que l'on s'est généralement mépris, en attribuant le froid qui succède à la ligature, au défaut de vitalité de la partie, en raison du peu de sang qui y aborde. Je crois, au contraire, qu'il existe dans ce cas une véritable apoplexie locale, qui cède aux évacuations sanguines. En effet, le malade était tourmenté par les applications chaudes, sur l'usage desquelles je n'ai pas insisté.

La plaie s'est cicatrisée régulièrement; j'ai dû enlever lors du ballonnement du bas-ventre, des bandelettes qui opéraient la réunion immédiate, dont il est résulté une cicatrice large qui a été long-temps à se fermer, et qui a singulièrement affaibli les parois abdominales sur ce point.

La ligature qui a été trouvée dans le pansement le 12ᵉ jour, était probablement séparée de l'artère le 9ᵉ ou le 10ᵉ, et la promptitude avec laquelle elle s'est détachée, est due sans contredit aux avantages de la ligature ronde et immédiate.

Deux mois après l'opération, la tumeur avait diminué de plus d'un tiers, et ne fesait sentir qu'un battement obscur ; elle disparut presque complètement au bout de quatre mois, et le malade sortit de l'hôpital.

Cette opération est un nouveau fait ajouté au

nombre assez considérable de succès obtenus ,
qui prouvent que la ligature de cette artère n'est
pas aussi dangereuse qu'on avait pu le croire, et
qu'il existe de nombreux points d'anastomose
pour rétablir la circulation.

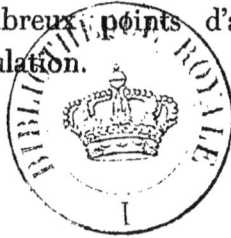

www.ingramcontent.com/pod-product-compliance
Lightning Source LLC
Chambersburg PA
CBHW050411210326
41520CB00020B/6554